# BEI GRIN MACHT SICH IHR WISSEN BEZAHLT

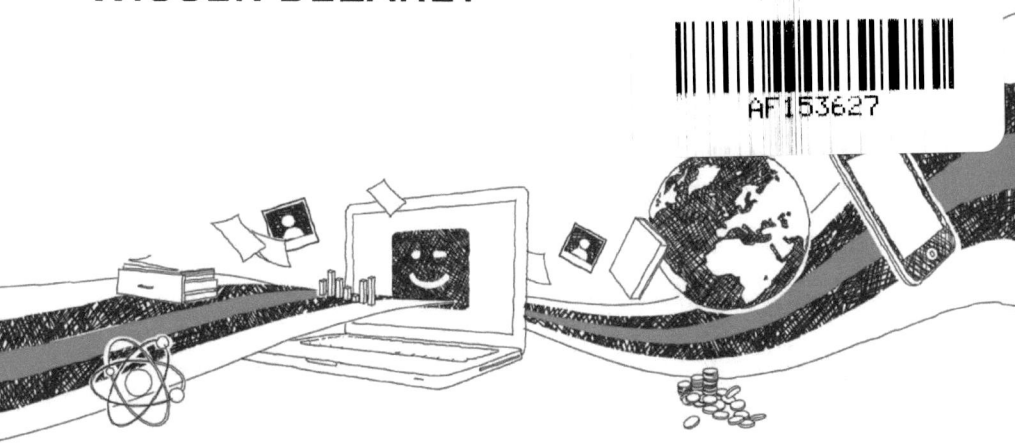

- Wir veröffentlichen Ihre Hausarbeit, Bachelor- und Masterarbeit

- Ihr eigenes eBook und Buch - weltweit in allen wichtigen Shops

- Verdienen Sie an jedem Verkauf

Jetzt bei www.GRIN.com hochladen und kostenlos publizieren

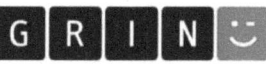

# Betriebliches Gesundheitsmanagement

Konzept zur betrieblichen Gesundheitsförderung der Mitarbeiter unter Berücksichtigung künftiger Zuständigkeiten und der Rolle der Leitungskraft mit Augenmerk auf die Wirtschaftlichkeit

Alexander Cevallos

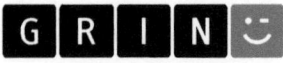

**Bibliografische Information der Deutschen Nationalbibliothek:**

Die Deutsche Nationalbibliothek verzeichnet diese Publikation in der Deutschen Nationalbibliografie; detaillierte bibliografische Daten sind im Internet über http://dnb.d-nb.de abrufbar.

ISBN: 9783346309099
Dieses Buch ist auch als E-Book erhältlich.

© GRIN Publishing GmbH
Nymphenburger Straße 86
80636 München

Druck und Bindung: Books on Demand GmbH, Norderstedt Germany
Gedruckt auf säurefreiem Papier aus verantwortungsvollen Quellen

Das Buch bei GRIN: https://www.grin.com/document/960769

# Hausarbeit

Fachkraft für Leitungsaufgaben in Sozial-, Gesundheits- und Pflegeeinrichtungen

## Betriebliches Gesundheitsmanagement

Konzept zur betrieblichen Gesundheitsförderung der Mitarbeiter unter Berücksichtigung künftiger Zuständigkeiten und der Rolle der Leitungskraft mit Augenmerk auf die Wirtschaftlichkeit

Diego Alexander Cevallos Erazo

Erstellungsdatum: 05.10.2020

# Inhaltsverzeichnis

# 1. Einleitung

Die vorliegende Arbeit behandelt das Thema betriebliches Gesundheitsmanagement und betriebliche Gesundheitsförderung als dessen Teilbereich.

Des Weiteren beinhaltet die Arbeit ein ausgearbeitetes Konzept bezüglich der betrieblichen Gesundheitsförderung mit besonderem Augenmerk auf künftige Zuständigkeiten und der Rolle der Leitungskraft als intervenierende Struktur im Unternehmen im Hinblick auf die Wirtschaftlichkeit.

*„[Das betriebliche Gesundheitsmanagement] definiert Prioritäten zum Schutz und zur Förderung von Gesundheit und Sicherheit der Mitarbeiter. [Es] formuliert das dabei zur Anwendung kommende Verständnis von Gesundheit und legt die angenommenen Wirkungsketten fest. Als Teil der Unternehmenspolitik muss [es] den Unternehmenszielen ebenso dienen wie dem Wohlbefinden und der Leistungsfähigkeit der Mitarbeiter."[1]*

Das BGM ist lange kein nebensächliches Element in der Unternehmensstruktur mehr. Im Gegenteil; *„In den meisten Unternehmen hat in den vergangenen Jahren die Arbeitsintensität zugenommen: Arbeitsprozesse werden verdichtet und beschleunigt, Prozessnischen beseitigt. In der Folge werden Mitarbeiter oftmals damit konfrontiert, widersprechende Anforderungen – wie die zwischen Professionalität und Kosteneinsparung – auszuhalten und abzufedern. Das führt oftmals dazu, dass die eigene Gesundheit gefährdet wird."[2]*

Ziel des betrieblichen Gesundheitsmanagement im Ganzen ist also sowohl die gesundheitsförderliche Gestaltung von Arbeit und Organisation als auch das gesundheitsbewusste Verhalten am Arbeitsplatz. Denn nur wenn das Unternehmen gesunde und arbeitende Mitarbeiter hat, kann das Unternehmen wachsen.

Um eine adäquate betriebliche Gesundheitsförderung beziehungsweise ein Konzept dessen aufzustellen, bedarf es an Wissen bezüglich einiger Rahmenbedingungen, die es zu beachten gilt. Auch Kernkompetenzen hinsichtlich Ist- und Sollstandanalyse und Intervention sind unabdingbar und gehören zu einer kompetenten Führungskraft dazu.

Zunächst wird der Begriff Gesundheit definiert. Was ist Gesundheit und wie misst man diese?

Im Folgenden wird das Thema betriebliches Gesundheitsmanagement unter Berücksichtigung der Teilkomponenten intensiver behandelt. Kernkompetenzen werden erörtert und aktuelle Probleme und Kosten aufgezeigt, die das Gesundheitssystem unter anderem wegen teilweise fehlendem BGM zu tragen hat. Besonderes Augenmerk liegt hier auf den

---

[1] Badura u.a. (2010): Betriebliche Gesundheitspolitik. S.1
[2] Kern, Axel O. (2017): Chefsache Gesundheit 1. Betriebliches Gesundheitsmanagement als Führungsaufgabe und Erfolgsfaktor. S. 158

Risikogruppen, bei denen auf ein spezielles BGM bzw. BGF geachtet werden muss. Nachdem grundsätzliche Ziele hervorgehoben worden sind, wird die Teilkomponente des BGM, die betriebliche Gesundheitsförderung intensiver behandelt und theoretisch in das System eingeordnet.

Schließlich wird ein Konzept bezüglich der betrieblichen Gesundheitsförderung erarbeitet. Das Konzept bearbeitet auch den Aspekt der Zuständigkeit innerhalb der Unternehmensstruktur und der Wirtschaftlichkeit. Auch die Aspekte Qualitätsmanagement im Rahmen der betrieblichen Gesundheitsförderung und Kostenförderung für Arbeitnehmer und Privatpersonen werden aufgegriffen.

## 2. Gesundheit

*„Gesundheit ist ein Zustand vollkommenen körperlichen, geistigen und sozialen Wohlbefindens und nicht allein das Fehlen von Krankheit und Gebrechen."[3]*

## 2.1. Definition

Laut WHO besteht Gesundheit aus einem ganzheitlichen Ansatz aus physischem, psychischem und sozialem Wohlbefinden (s.o.). Gesundheit bedeutet demnach nicht nur das Fehlen von Krankheit. Dies ist ein wichtiger Ansatz, da man im Alltag bei dem Wort Gesundheit eher an den körperlichen Aspekt denkt, als einen ganzheitlichen Ansatz zu wählen, obwohl auch andere Aspekte eine große Rolle hinsichtlich des subjektiven Wohlbefindens spielen. Gesundheit ist auch sehr individuell und wird von jedem Menschen anders gedeutet. Für die einen bedeutet Gesundheit lediglich das Fehlen von Krankheitssymptomen, wobei hier irrelevant ist, ob diese physischer oder psychischer Art sind. Für die anderen hingegen bedeutet Gesundheit ein ganzheitliches Wohlbefinden.

Allerdings gibt es aus wissenschaftlicher Sicht keine eindeutige Definition.

Eine andere Definition bezieht sich nicht auf den ganzheitlichen Ansatz, sondern bezeichnet Gesundheit *„[als] ein Zustand optimaler Leistungsfähigkeit eines Individuums, für die wirksame Erfüllung der Rollen und Aufgaben für die es sozialisiert (Sozialisation = Einordnungsprozess in die Gesellschaft, Normen- und Werteübernahme) worden ist."[4]* Hier bezieht sich der Medizinsoziologe T. Parsons auf Leistungsfähigkeit und Rollenerfüllung, Gesundheit als Gleichgewichtszustand (Homöostase) oder als Flexibilität (Heterostase). Gerät dieser Gleichgewichtszustand außer Kontrolle spricht man demnach von fehlender Gesundheit bzw. Krankheit.

## 2.2. Pathogenese vs. Salutogenese

Pathogenese bzw. der pathogenetische Ansatz beschreibt das biomedizinische Modell, auch das traditionelle Modell, der Gesundheit.
Auf biomedizinischer Ebene äußert sich Gesundheit durch ein Funktionieren der menschlichen Organe bzw. dessen Systeme. Bei einer Störung dieser Systeme und der natürlichen Funktion der Organe kommt es folglich zur Krankheit und Krankheitssymptomatik.
Das biomedizinische Modell beschränkt sich folglich auf den Organismus und bezieht keinerlei andere Faktoren mit ein.
Im Laufe der Zeit wurde allerdings die Salutogenese, die sich nicht mit der Entstehung von Krankheiten, sondern mit dem Erhalten von Gesundheit beschäftigt zunehmend wichtiger. *,,Der Begriff der Salutogenese wurde vom Medizinsoziologen Antonovsky 1979 geprägt und dem der Pathogenese gegenübergestellt. Von Interesse ist hier das „Phänomen Gesundheit*

---

[3] WHO (1949)
[4] Zitiert nach T. Parsons

3

*schlechthin"*, also die Fragestellung, was Menschen trotz der vielen *Krankheiten erzeugenden Bedingungen gesund erhält.*"[5] Antonovsky kam während seiner Forschung zu dem Ergebnis, dass es keinen eindeutigen Zustand von Gesundheit und Krankheit gibt, sondern dass man sich immer zwischen beiden Zustände befindet. Antonovsky bezieht in dem Modell der Salutogenese nicht nur physische Aspekte mit ein, sondern konzentriert sich unter anderem auf die Psyche und das soziale Umfeld der Menschen. Wie auch die WHO verfolgt er demnach einen ganzheitlichen Ansatz und hat aufgrund dessen ein Modell (das Resilienz-Modell) entwickelt, dass Menschen vor Krankheit schützen bzw. gesundheitsfördernd wirken soll.

Basierend auf dem Resilienz-Modell erläutert Antonovsky, dass jeder Mensch Widerstandsressourcen besitzt, die ihm dabei helfen, den Umgang mit Stressoren und kritischen Lebenssituationen zu meistern und diese zu bewältigen. Diese Widerstandsressourcen finden sich sowohl in gesellschaftlicher Ebene durch politische Stabilität, Frieden und soziale Strukturen, aber auch auf individueller Ebene in Form von kognitiven, psychischen, physischen und materiellen Ressourcen wie Intelligenz, Selbstvertrauen, Optimismus, finanzielle Situation oder ein sicherer Arbeitsplatz.[6]

Mit der Gegenüberstellung dieses Modells hat Antonovsky die Medizin revolutioniert und trägt bis heute zum betrieblichen Gesundheitsmanagement und dementsprechend auch zur betrieblichen Gesundheitsförderung bei, da man basierend auf diesen Ressourcen aufbaut und konkret die Gesundheit der Mitarbeiter fördert. Auch im sozialökologischen Modell der WHO findet sich dieser Ansatz wieder.[7]

---

[5] Jacob, C (2004): Gesundheitsförderung im pflegerisch-klinischen Kontext. S. 16
[6] https://www.wellabe.de/magazine/salutogenese
[7] Smolinski, M. u.a. (2016): Lehrbrief Gesundheits- und Sozialpolitische Grundlagen. S. 58

# 3. Gesundheitsmanagement

Das betriebliche Gesundheitsmanagement ist mittlerweile in vielen (großen) Unternehmen anzufinden und Teil der Unternehmenskultur.

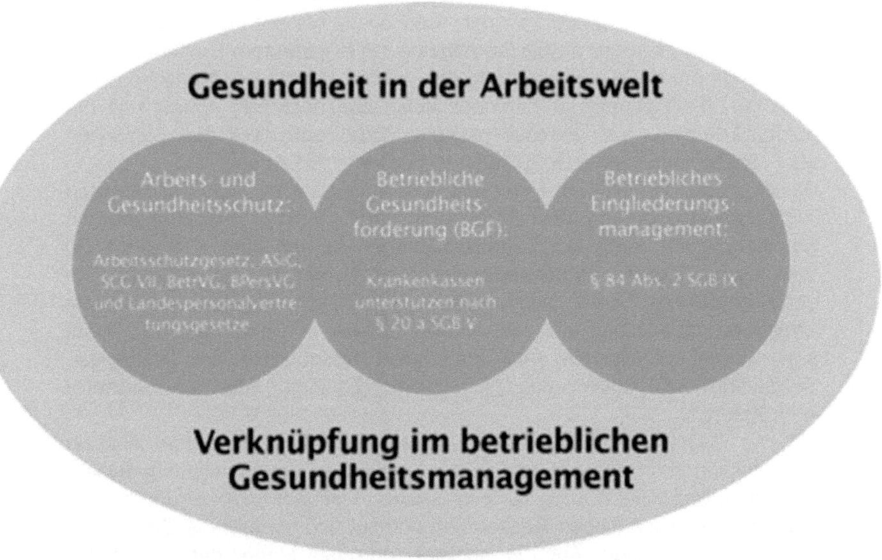

Abbildung 1: Gesundheit in der Arbeitswelt (Quelle: IKK classic 2016 in Anlehnung an GKV-Spitzenverband 2014)

## 3.1. Die Teilbereiche

Das betriebliche Gesundheitsmanagement umfasst insgesamt drei Teilbereiche, die als eine Struktur im Unternehmen anzusiedeln sind. Darunter fallen die Arbeitsmedizin, die betriebliche Gesundheitsförderung (BGF) und das betriebliche Eingliederungsmanagement (BEM). Das BGM zielt darauf ab, Aspekte aller Teilbereiche abzudecken und miteinander zu verbinden, um optimale und vor allem gesundheitsfördernde Arbeitsbedingungen zu erschaffen.

Die Arbeitsmedizin beschäftigt sich auf Grundlage des Arbeitsschutzgesetztes vor allem mit arbeitsmedizinischen Vorsorgeuntersuchungen, Arbeitsplatzanalyse und Gefährdungsbeurteilung und ergonomischer Arbeitsplatzgestaltung. Des Weiteren spielt sie bei der betrieblichen Wiedereingliederung eine große Rolle. Auch an der Bewertung von verschiedenen Umgebungsfaktoren ist sie zusammen mit Sicherheitsfachpersonal beteiligt.

Die betriebliche Gesundheitsförderung beschäftigt sich mit der Erhaltung der Gesundheit der Mitarbeiter und soll in diesem Kapitel nur ganz kurz angeschnitten werden. Sie beschäftigt sich mit der Gesundheit auf der

Verhaltens- und Verhältnisebene. Erstere bezieht sich vor allem auf das Verhalten jedes einzelnen Mitarbeiters wohingegen sich die Verhältnisebene auf Aspekte wie Arbeitszeiten, Arbeitsabläufe und Prozesse und Ergonomie bezieht. In den folgenden Kapiteln wird diese Teilkomponente näher behandelt.

Schließlich gibt es noch das betriebliche Eingliederungsmanagement als Teil des betrieblichen Gesundheitsmanagements. *„Seit 2004 sind Arbeitgeber verpflichtet, länger erkrankten Beschäftigten ein Betriebliches Eingliederungsmanagement anzubieten. Das BEM dient dem Erhalt der Beschäftigungsfähigkeit und ist ein Instrument, um den Folgen des demographischen Wandels wirksam zu begegnen. Gleichzeitig sichert das BEM durch frühzeitige Intervention die individuellen Chancen den Arbeitsplatz zu behalten.“* [8] Arbeitnehmer können so nach langer Krankheit wieder sukzessive aktiv am Arbeitsleben teilnehmen. Des Weiteren entlastet das BEM die Sozialkassen dadurch, dass weniger Krankengeld und Sozialhilfen gezahlt werden müssen und sichert die Beschäftigungsfähigkeit Älterer. [9]

## 3.2. Kernkompetenzen

Zu den Kernkompetenzen im BGM gehören unter anderem Tools und Kenntnisse, um Ist- und Sollstand zu analysieren, zu intervenieren und auch zu evaluieren. Einige von diesen werden nun kurz erläutert.

Prinzipiell stehen der Führungskraft einige Tools zur Verfügung, um den Ist-Stand zu analysieren. Erwähnenswert ist hier die Mitarbeiterbefragung. Mithilfe von standardisierten Fragebögen ist es der Führungskraft möglich, die aktuelle Zufriedenheit der Mitarbeiter bezüglich eines bestimmten Themas wie beispielsweise der Arbeitszeiten in Erfahrung zu bringen. Vor allem im Hinblick auf Arbeitszeiten sind auch Fragebögen zur Work-Life-Balance von Vorteil. Die Work-Life-Balance beschreibt ein *„ausgewogenes Verhältnis zwischen beruflichen Anforderungen und privaten Bedürfnissen einer Person.“* [10] Auch andere Thematiken wie beispielsweise der Teamzusammenhalt oder Unternehmenskultur können erörtern werden. Aber auch die Qualität und Zufriedenheit mit der Führung und Zusammenarbeit können mit Hilfe von standardisierten bzw. teilstandardisierten Fragebögen erhoben werden.

Neben der Mitarbeiterbefragung ist eine weitere Kernkompetenz, die hervorzuheben ist, die Gefährdungsbeurteilung, die gerade im Bereich der Pflege sehr intensiv behandelt werden sollte. Die Gefährdungsbeurteilung wird in Anlehnung an das Arbeitsschutzgesetz §§ 5 & 6 erstellt. Unter anderem sind Maßnahmen der zielgerechten Planung, der Technik, der Arbeitsorganisation, sonstige Arbeitsbedingungen, soziale Beziehungen und Einfluss der Umwelt auf den Arbeitsplatz sachgerecht zu verknüpfen. Mit diesem modernen, ganzheitlichen Arbeitsschutzverständnis wird die Gefährdungsbeurteilung zu

---

[8] Bundesministerium für Arbeit und Soziales (2020)
[9] Bundesministerium für Arbeit und Soziales (2020)
[10] Duden (2020). „Work-Life-Balance"

einem zentralen Element des betrieblichen Gesundheitsmanagements.[11] Bezüglich der Gefährdungsbeurteilung hinsichtlich psychischer Faktoren lässt sich sagen, dass fachübergreifende Kenntnisse erforderlich sind, um diese korrekt zu messen und auszuwerten. Hierzu werden unter Umständen Psychologen hinzugezogen.

Neben den zuvor genannten Kernkompetenzen ist ein weiteres wichtiges Tool die Arbeitsunfähigkeits- bzw. die Fehlzeitenanalyse. Die Fehlzeitenanalyse mit Arbeitsunfähigkeitsdaten der Krankenkassen hat sich zu einem Standardinstrument für das Erkennen von arbeitsbedingten Gesundheitsgefahren entwickelt. Die Hinweise auf Zusammenhänge zwischen Erkrankungen und Arbeitsbedingungen zwingt Unternehmen zur Handlung und zur Verbesserung der Bedingungen, um Fehlzeiten zu verringern.[12] Im nächsten Kapitel soll näher auf Fehlzeiten und die damit einhergehenden Kosten eingegangen werden.

Neben diesen eher theoretisch geprägten Kernkompetenzen, die eine Führungskraft bezüglich des BGM aufweisen sollte, gibt es auch eine Sammlung praktischer Tools, mit denen die Mitarbeiter direkt in Diskussion etc. einbezogen werden. Darunter fallen beispielsweise der Gesundheitszirkel, Workshops und Arbeitssituationsanalysen. Bei diesen Tools wendet man unter anderem kommunikative Techniken und kann sogar direkt auf die Wünsche und Meinungen der Mitarbeiter eingehen. *„Gemeinsam ist allen die Prämisse, dass sie Mitarbeiter als Experten für ihre Arbeit wahr und ernst nehmen."*[13]. Mitarbeiter werden hier dementsprechend nicht von Statistiken *bevormundet* oder als Objekte gesehen.

---

[11] Badura u.a. (2010): Betriebliche Gesundheitspolitik. S.213 f.
[12] Badura u.a. (2010): Betriebliche Gesundheitspolitik. S.213ff.
[13] Badura u.a. (2010): Betriebliche Gesundheitspolitik. S.246

## 3.3. Probleme und Kosten

Ein großer Faktor, weshalb man mittlerweile soviel Wert auf ein adäquates Gesundheitsmanagement innerhalb der Betriebe legt, ist der enorme

| Art der Leistung | Jahr (absteigend) | | | | | | |
|---|---|---|---|---|---|---|---|
| | ⊕ 1992 ▲▼ | ⊕ 2000 ▲▼ | ⊕ 2005 ▲▼ | ⊕ 2010 ▲▼ | 2016 ▲▼ | 2017 ▲▼ | 2018 ▲▼ |
| ⊖ Gesundheitsausgaben | 159.468 | 214.651 | 242.015 | 291.084 | 359.009 | 375.714 | 390.628 |
| Investitionen | 6.384 | 6.100 | 6.056 | 6.516 | 6.964 | 6.623 | 6.992 |
| ⊖ Laufende Gesundheitsausgaben | 153.085 | 208.551 | 235.959 | 284.568 | 352.045 | 369.091 | 383.636 |
| ⊖ Prävention/Gesundheitsschutz | 5.894 | 7.205 | 8.544 | 10.408 | 12.127 | 12.486 | 13.002 |
| Allgemeiner Gesundheitsschutz | 2.169 | 2.670 | 3.065 | 3.797 | 4.263 | 4.420 | 4.638 |
| Gesundheitsförderung | 2.246 | 2.555 | 3.101 | 3.766 | 4.306 | 4.489 | 4.634 |
| Früherkennung von Krankheiten | 846 | 1.146 | 1.442 | 1.801 | 2.257 | 2.313 | 2.418 |
| Gutachten/Koordination | 633 | 834 | 937 | 1.043 | 1.301 | 1.265 | 1.312 |
| ⊖ Ärztliche Leistungen | 44.696 | 56.945 | 64.115 | 77.059 | 94.306 | 96.968 | 99.692 |
| Grundleistungen | 16.109 | 18.502 | 19.237 | 20.598 | 25.077 | 26.159 | 26.820 |
| Sonderleistungen | 20.486 | 27.481 | 32.314 | 41.012 | 49.723 | 50.743 | 52.178 |
| Laborleistungen | 4.424 | 5.528 | 6.169 | 7.897 | 10.226 | 10.409 | 10.689 |
| Strahlendiagnostische Leistungen | 3.677 | 5.435 | 6.396 | 7.552 | 9.280 | 9.657 | 10.005 |
| ⊖ Pflegerische/therapeutische Leistungen | 33.492 | 53.441 | 59.742 | 73.608 | 97.515 | 107.626 | 113.536 |
| Pflegerische Leistungen | 25.938 | 42.099 | 45.990 | 54.933 | 72.053 | 80.838 | 85.025 |
| Therapeutische Leistungen | 7.166 | 10.729 | 13.072 | 17.821 | 24.283 | 25.549 | 27.178 |
| Mutterschaftsleistungen | 388 | 614 | 680 | 854 | 1.179 | 1.239 | 1.334 |
| Unterkunft und Verpflegung | 13.660 | 18.481 | 20.212 | 22.615 | 26.662 | 27.528 | 28.451 |
| ⊕ Waren | 45.358 | 57.494 | 66.060 | 80.528 | 97.470 | 99.741 | 102.859 |
| Transporte | 2.045 | 3.509 | 4.062 | 5.109 | 7.133 | 7.531 | 8.075 |
| Verwaltungsleistungen | 7.940 | 11.476 | 13.223 | 15.241 | 16.832 | 17.211 | 18.021 |

Abbildung 2: Gesundheitsausgaben in Deutschland in Mio. €. (Quelle: www.gbe-bund.de)

Kostenfaktor, den Krankenkassen, Sozialkassen und andere Kostenträger heutzutage aufgrund von Krankheit, Berufsunfähigkeit etc. tragen müssen.

Betrachtet man Abbildung 2, stellt man fest, dass die Gesundheitsausgaben innerhalb der letzten Jahre gestiegen sind, man allerdings immer noch verhältnismäßig wenig Geld in Prävention und Gesundheitsschutz investiert. 2018 sind 4,634 Millionen Euro in die Gesundheitsförderung investiert worden. Bei einer Gesamtausgabe von ca. 390 Mio. Euro waren es lediglich 1,19%, die der Staat 2018 in die reine Gesundheitsförderung investiert hat.

### 3.3.1. Kosten wegen Arbeitsunfähigkeit

Die größten Kosten entstehen bezogen auf Arbeitsunfähigkeit beziehungsweise folglich durch Produktionsausfall aufgrund von Muskel-Skelett Erkrankungen, wie man in folgender Abbildung deutlich erkennen kann.

**Volkswirtschaftliche Produktionsausfallkosten aufgrund von Arbeitsunfähigkeit in Deutschland nach Diagnosegruppe im Jahr 2018 (in Milliarden Euro)**

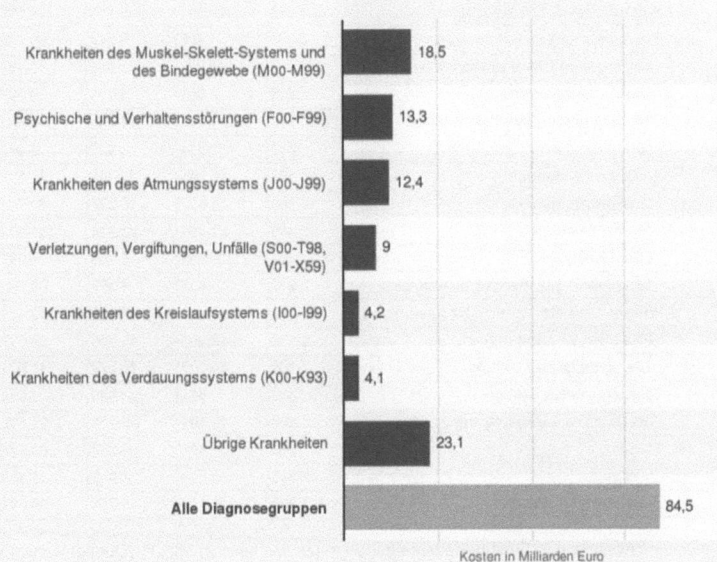

Abbildung 3: Produktionsausfallkosten aufgrund von AU (Quelle: www.statista.de)

Kurz danach entstehen Kosten aufgrund von psychischen Störungen und Verhaltensstörungen.

Allerdings sind nicht nur die Kosten beachtlich, sondern auch die damit einhergehenden Fehlzeiten bzw. Fehltage.

**Wichtigste Krankheitsarten für Arbeitsunfähigkeit in Deutschland im Jahr 2018 (AU-Tage je 100 Versicherte)**

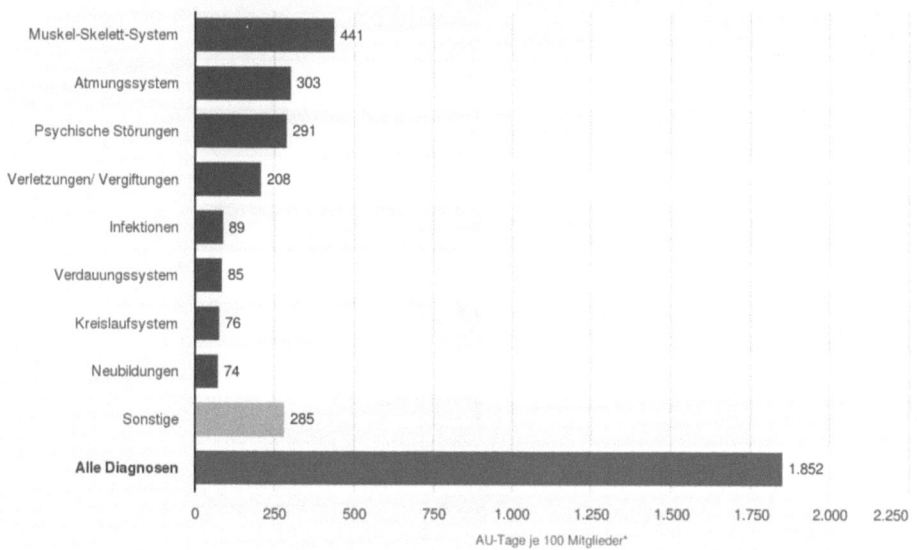

Quelle
BKK Dachverband
© Statista 2020

Weitere Informationen:
Deutschland; beschäftigte BKK-Mitglieder

Abbildung 4: Krankheitsarten für AU (Quelle: www.statista.de)

Auch hier zählen Krankheiten des Muskel-Skelett-Systems und psychische Störungen zu einen der Hauptkrankheitsarten. Auch Erkrankungen des Atmungssystems tragen zum Großteil dazu bei, dass Arbeiter arbeitsunfähig sind.

### 3.3.2. Risikogruppen

Neben größtenteils handwerklichen Berufen gehören auch pflegende Berufe mit zu den Hauptrisikogruppen und zählen mit zu den Berufen, die die meisten Fehltage bzw. Arbeitsunfähigkeitstage aufweisen.[14]

---

[14] www.statista.de (2018)

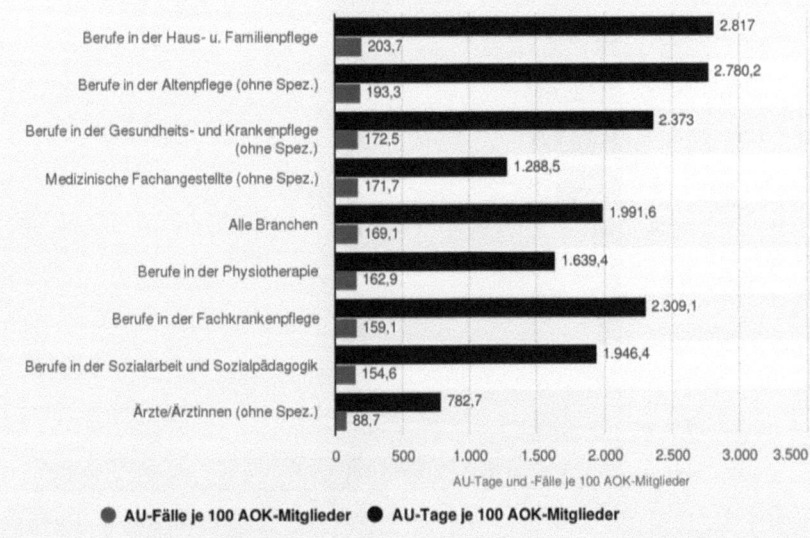

**Arbeitsunfähigkeitsfälle und -tage ausgewählter Gesundheitsberufe in Deutschland im Jahr 2018 (AU-Tage und -Fälle je 100 AOK-Mitglieder)**

| Beruf | AU-Fälle je 100 AOK-Mitglieder | AU-Tage je 100 AOK-Mitglieder |
|---|---|---|
| Berufe in der Haus- u. Familienpflege | 203,7 | 2.817 |
| Berufe in der Altenpflege (ohne Spez.) | 193,3 | 2.780,2 |
| Berufe in der Gesundheits- und Krankenpflege (ohne Spez.) | 172,5 | 2.373 |
| Medizinische Fachangestellte (ohne Spez.) | 171,7 | 1.288,5 |
| Alle Branchen | 169,1 | 1.991,6 |
| Berufe in der Physiotherapie | 162,9 | 1.639,4 |
| Berufe in der Fachkrankenpflege | 159,1 | 2.309,1 |
| Berufe in der Sozialarbeit und Sozialpädagogik | 154,6 | 1.946,4 |
| Ärzte/Ärztinnen (ohne Spez.) | 88,7 | 782,7 |

AU-Tage und -Fälle je 100 AOK-Mitglieder

● AU-Fälle je 100 AOK-Mitglieder   ● AU-Tage je 100 AOK-Mitglieder

Quelle
WIdO
© Statista 2019

Weitere Informationen:
Deutschland; Experte(n); AOK-Mitglieder

Abbildung 5: AU-Fälle/Tage ausgewählter Gesundheitsberufe (Quelle: www.statista.de)

Selbst neben anderen Berufen der Gesundheitsbranche zeichnen sich die pflegerischen Berufe durch eine besonders hohe Anzahl an Arbeitsunfähigkeitsfällen und -tagen aus.

Daher ist es vor allem in dieser Branche unabdingbar ein funktionierendes betriebliches Gesundheitsmanagement und vor allem ein effektives Gesundheitsförderungsprogramm zu haben. Nicht zuletzt um den enormen Kosten, die nicht nur das Gesundheitssystem, sondern auch der Arbeitgeber bzw. das Unternehmen selbst zu tragen hat, entgegenzuwirken.

## 3.4. Ziele

Bei dem BGM kann zwischen strategischen und operativen Zielen unterschieden werden. Die strategischen Ziele beschreiben die allgemeine Zielsetzung, die allen Parteien zugutekommen soll. Darunter fallen beispielsweise Fehlzeiten, Kündigungen und Frühberentungen reduzieren, aber auch Berufskrankheiten vorbeugen oder Qualität und Produktivität erhöhen. Des Weiteren soll die Zufriedenheit der Mitarbeiter und auch deren Motivation gesteigert werden. Im besten Fall soll zudem eine Identifikation mit dem Unternehmen hergestellt werden und Kollegialität gefördert werden.

Zu den operativen Zielen gehören klare Zielsetzungen bezüglich Intervention und Effektivität. Erhebt man beispielsweise die aktuelle psychische Belastung der Mitarbeiter und es zeigt sich, dass diese sehr hoch ist, wäre ein operatives Ziel, diese zu verringern.[15]

## 4. Betriebliche Gesundheitsförderung

Die betriebliche Gesundheitsförderung ist neben der BEM und der Arbeitsmedizin eine der Säulen des Betrieblichen Gesundheitsmanagements.

### 4.1. Theoretische Einordnung

Um die betriebliche Gesundheitsförderung theoretisch in den Kontext einzuordnen, bedarf es zunächst einer genauen Begriffsunterscheidung:

*„**BGF:** „Maßnahmen des Betriebes unter Beteiligung der Organisationsmitglieder zur Stärkung ihrer Gesundheitskompetenzen sowie Maßnahmen zur Gestaltung gesundheitsförderlicher Bedingungen (Verhalten und Verhältnisse), zur Verbesserung von Gesundheit und Wohlbefinden im Betrieb sowie zum Erhalt der Beschäftigungsfähigkeit." (DIN SPEC 91020, 2012:7)*

***BGM:** „Systematische sowie nachhaltige Schaffung und Gestaltung von gesundheitsförderlichen Strukturen und Prozessen einschließlich der Befähigung der Organisationsmitglieder zu einem eigenverantwortlichen gesundheitsbewussten Verhalten." (DIN SPEC 91020, 2012:7)"[Herv. d. Verf.][16]*

Die BGF umfasst demnach alle präventiven Maßnahmen, um die Gesundheit zu erhalten und zu stärken. Daneben zielt der präventive Ansatz ebenso auf die Stärkung von Bewältigungsstrategien ab, um eventuellen Belastungen psychischer und physischer Art standzuhalten. Des Weiteren beinhaltet die BGF auch noch einen reaktiven Ansatz, der auf Linderung und Heilung bereits aufgetretener gesundheitlicher Einschränkungen abzielt.

---

[15] www.gesundheitsmanagement24.de/praxisleitfaeden-checklisten/praxisleitfaden-betriebliches-gesundheitsmanagement/#Abschnitt-4
[16] T. Uhle, M. Treier (2015): Betriebliches Gesundheitsmanagement. Gesundheitsförderung in der Arbeitswelt – Mitarbeiter einbinden, Prozesse gestalten, Erfolge messen. S. 38

## 4.2. Prävention

Im Rahmen der Prävention unterscheidet man zwischen der Verhaltens- und der Verhältnisebene. Verhaltenspräventiv setzen diese Maßnahmen am individuellen Verhalten des Arbeitnehmers an. Man spricht hier von personaler Gesundheitsförderung. Verhältnispräventiv werden die strukturellen Arbeitsbedingungen innerhalb des Unternehmens genauer betrachtet. Hier spricht man von struktureller Gesundheitsförderung.[17]

| | |
|---|---|
| **Verhaltensprävention** | - Aufklärungsfilme zur Verbesserung der Ernährung<br>→ Erhöhung des Informationsstandes zu Ursachen von Übergewicht<br>- schulische Programme zur Verbesserung der Lebenskompetenz bei Kindern und Jugendlichen<br>→ Verminderung von Drogenmissbrauch<br>- Klientenschulungen bei Diabeteskranken<br>→ Erleichterung des Umgangs mit der Krankheit<br><br>⇒ Beeinflussung gesundheitsrelevanter Verhaltensweisen durch Initiierung und Stabilisierung gesundheitsfördernder und Vermeidung gesundheitsriskanter Verhaltensweisen |
| **Verhältnisprävention** | - Einführung von gesundem Schulfrühstück und einer Salatbar in Grundschulen<br>- flächendeckende Fluoridierung des Trinkwassers<br>- ergonomische Maßnahmen an Arbeitsplätzen<br>- serienmäßige Einbau von Airbags in Autos<br>- Flexibilisierung der Arbeitszeiten in Behörden<br><br>⇒ Gestaltungsaktivitäten, die auf Kontrolle, Reduzierung oder Beseitigung von Gesundheitsrisiken in den Umwelt- und Lebensbedingungen abzielen |

Abbildung 6: Verhaltens- und Verhältnisprävention in der BGF (Quelle: Lehrbrief Gesundheits- und Sozialpolitische Grundlagen)

In der BGF ist es wichtig, sich nicht nur auf fachspezifische Bereiche zu konzentrieren, sondern auch fachübergreifend präventiv zu arbeiten und Workshops etc. anzubieten, da der Mensch als ganzheitliches Objekt und dementsprechend auch sein Verhalten außerhalb der Arbeit betrachtet werden muss.

Im weiteren Kontext wird zwischen Primär-, Sekundär- und Tertiärprävention unterschieden. Bei primärpräventiven Interventionen steht die generelle Vorbeugung von Krankheiten, Unfällen und Verletzungen im Vordergrund. Zu

---

[17] M. Petzi, Kattwinkel, S. (2016) Das gesunde Unternehmen zwischen Utopie und Dystopie. Betriebliches Gesundheitsmanagement und Betriebliche Gesundheitsförderung. S.10f.

beachten ist hierbei, dass man sich lediglich auf das erstmalige Auftreten von Krankheiten etc. beschränkt. Bei dem Aspekt *Verletzungen* soll außerdem der Schweregrad möglichst geringgehalten werden. Die Sekundärprävention bezieht sich auf das Früherkennen von Krankheiten bzw. befasst sich auch mit Gesundheitsrisiken wie beispielsweise Nikotin- oder Alkoholabusus bzw. Sucht im Allgemeinen. Letztendlich soll die Tertiärprävention dafür sorgen, dass sich bei bereits eingetretenen Erkrankungen keine Verschlimmerung ergibt. Des Weiteren versucht man hier Folgeerkrankungen vorzubeugen.[18]

Für viele Unternehmen ist Betriebliche Gesundheitsförderung und Betriebliches Gesundheitsmanagement mittlerweile Teil der Unternehmensstrategie geworden und wie schon zuvor gesagt unabdingbar in vielen risikoreichen Berufen wie u.a. Gesundheitsberufen und speziell in der Pflege. Dementsprechend gibt es Projekte und Initiativen, die die Gesundheit fördern und erhalten sollen. Diese umfassen u. a. die Bereiche Aufklärung, Bewegung, Demografischer Wandel, Ernährung, Gesundheitsmanagement, Sucht, Stressbewältigung, psychische Belastungen sowie Vorsorge. Wie schon zuvor erwähnt, sieht man den Menschen als ganzheitliches Objekt und bezieht sich nicht wie im biomedizinischen Ansatz üblich lediglich auf das organische System des Menschen. Es wird sowohl Verhalten inner- und außerhalb der Arbeit mit in Betracht gezogen als auch Umweltfaktoren berücksichtigt. Zu den Umweltfaktoren gehört beispielsweise neben dem sozialökonomischen Status auch das familiäre Umfeld.

## 5. Eigenes Konzept

Im Folgenden werde ich ein Konzept zur betrieblichen Gesundheitsförderung ausarbeiten und darlegen, da mir als Führungskraft eine entscheidende Rolle zukommt, ob und wie ein BGM in einem Betrieb eingeführt bzw. durchgeführt wird.

Zunächst ist es wichtig, ein Konzept zu erstellen, dass perfekt auf die Wünsche und Anforderung der Mitarbeitenden angepasst ist. Bei direkter Einbeziehung der Mitarbeiter in die Anpassung des Konzepts, empfinden die Mitarbeiter ein stückweit Selbstwirksamkeit. Sie können ihre Wünsche aktiv miteinbringen und werden in Anlehnung an das Konzept von Antonovsky als Experten ihrer Arbeit gesehen. Ein weiterer wichtiger Punkt in diesem Kontext ist die Motivation, die durch die Selbstwirksamkeit gestärkt wird. Den Mitarbeitern muss klar gemacht werden, dass Gesundheit kein Zustand ist, der nur von äußerlichen Faktoren abhängig ist, sondern der individuell beeinflusst werden kann, indem man aktiv gesundheitsfördernde Maßnahmen in Anspruch nimmt und betreibt. Denn ein noch so perfektes Konzept bringt niemandem etwas, wenn die Teilnehmenden nicht motiviert sind, an diesem zu partizipieren.

Beginnen würde ich mein Konzept bzw. meine Interventionsmaßnahme also zunächst mit der Aufklärung, dass Gesundheit beeinflussbar ist und jeder die Möglichkeit hat, etwas für seine Gesundheit zu tun.

---

[18] M. Petzi, Kattwinkel, S. (2016) Das gesunde Unternehmen zwischen Utopie und Dystopie. Betriebliches Gesundheitsmanagement und Betriebliche Gesundheitsförderung. S. 10f.

## 5.1. Analyse

Um geeignete Interventionen anbieten zu können, bedarf es zunächst einer genauen Analyse der Belastungen bzw. Bedürfnisse der Mitarbeiter, der sog. Ist-Standanalyse, die dann mithilfe der Soll-Standanalyse bzw. einer konkreten Zielsetzung verglichen wird. Analysieren würde ich grundsätzlich alle drei Monate, also sehr regelmäßig, da ich davon ausgehe, dass ich bei regelmäßiger Kontrolle der Gesundheit meiner Mitarbeiter, weitestgehend prospektive und primärpräventive Maßnahmen einsetzen muss, was hinsichtlich der Wirtschaftlichkeit und der Generalisierbarkeit am rentabelsten ist (s. Abbildung 7)

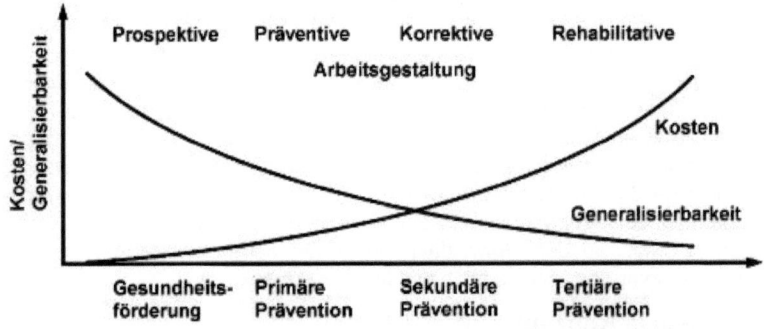

Abbildung 7: Kosten & Generalisierbarkeit der einzelnen Präventionsmaßnahmen (Quelle: Ulich E., Wülser M. (2018) Instrumente des betrieblichen Gesundheitsmanagements. In: Gesundheitsmanagement in Unternehmen)

### 5.1.1. Ist-Standanalyse

Die Ist-Standanalyse würde ich mit standardisierten Fragebögen analysieren, da diese am ökonomischsten sind, d.h. sowohl zeitsparend ausgefüllt werden können als auch dementsprechend schnell ausgewertet werden können. Ich beziehe mich in den Fragebögen neben dem individuellen Gesundheitsverhalten auch auf die Belastungsfaktoren am Arbeitsplatz, da diese meines Erachtens in der Pflege sehr hoch sind. Des Weiteren decke ich mit der Analyse des individuellen Gesundheitsverhaltens einen fachübergreifenden Bereich ab, wohingegen ich mit den Belastungsfaktoren am Arbeitsplatz fachspezifische Aspekte analysiere.

Um das individuelle Gesundheitsverhalten zu analysieren und dementsprechend gesundheitsschädigendes Verhalten zu erkennen würde ich den Fragebogen zur Erfassung des Gesundheitsverhalten (FEG) nutzen. Der FEG ist ein vollstandardisiertes Messinstrument, dass insgesamt acht Aspekte aus den Bereichen Ernährung, Rauchen, Alkohol, Bewegung, Medikamente, Schlaf, allgemeines Wohlbefinden/Probleme und Umgang mit Gesundheit bzw. Krankheit abdeckt. Aufgrund des modularen Aufbaus können zudem auch nur einzelne Aspekte genauer betrachtet werden. Im Hinblick auf die Wirtschaftlichkeit lässt sich sagen, dass der FEG aufgrund seines vollstandardisierten Aufbaus computergestützt ausgewertet werden kann. Free-Software wie beispielsweise Jasp® oder Jamovi® steht hier auch öffentlich zum Download zur Verfügung. Diese Aufgabe könnte ich als Leitungskraft demnach sehr schnell erledigen, selbst wenn ich den Fragebogen manuell auswerten müsste.

Hinsichtlich der Belastungsfaktoren am Arbeitsplatz wäre es ebenso möglich einen Fragebogen zu verwenden. Ich würde dazu beispielsweise den Fragebogen zur Ermittlung gesundheitlicher Belastungen am Arbeitsplatz des Büros für Arbeitsschutz nutzen (s. Anhang)[19]. Ändern würde ich allerdings die Antwortmöglichkeiten, da bei einer gerade Zahl von Möglichkeiten oft genau die Mitte gewählt wird. Dementsprechend würde ich statt vier fünf Antwortmöglichkeiten erstellen.

Eine weitere Möglichkeit eine Ist-Standanalyse durchzuführen, wäre eine Arbeitsunfähigkeits- bzw. die Fehlzeitenanalyse. Wie in Kapitel 3 bereits unter den Kernkompetenzen erwähnt, kann eine Analyse dessen ein valides Kennzeichen für arbeitsbedingte Gesundheitsgefahren sein. Diese Aufgabe kann entweder vom Arbeitgeber oder von der Leitungskraft übernommen werden. Sie ist wahrscheinlich etwas zeitaufwendiger, dafür aber auch nicht so anfällig für Fehler, da die Daten von der Krankenkasse übermittelt werden.

Neben der Ist-Standanalyse bezogen auf gesundheitliche Faktoren, ist es auch ratsam die Bereitschaft der Mitarbeiter zu erfragen, an Interventionsmaßnahmen teilzunehmen. Hier kann man sowohl die generelle Bereitschaft ermitteln als auch die potenzielle Anzahl an Interventionsmaßnahmen definieren. Es mag sein, dass Mitarbeiter grundsätzlich an solchen Maßnahmen interessiert sind, allerdings wenig Motivation zeigen, wenn es darum geht, zweimal die Woche nach ihrer regulären Arbeitszeit an solchen Maßnahmen teilzunehmen.

### 5.1.2.  Soll-Standanalyse/Ziele

Wie bereits unter dem Punkt 3.4. erwähnt, gibt es strategische und operative Ziele, die grundsätzlich in der beruflichen Gesundheitsförderung erreicht werden sollten.

Hat mein Unternehmen beispielsweise 30 Mitarbeiter und 18 von ihnen haben ein Ungleichgewicht in der Work-Life-Balance bzw. sind generell gestresst, ist es sicherlich ratsam, eine Stresspräventionsmaßnahme nach §20 in Anspruch zu nehmen. Dies wäre ein Beispiel für ein operatives Ziel.

Ein strategisches Ziel wäre beispielsweise ein Workshop bzw. Seminar zum Thema Rücken oder eine spezielle Fortbildung bezüglich der Rückenschule,

---

[19] www.buero-fuer-arbeitsschutz.de/wp-content/uploads/2014/11/GERAY_fragebogen_ermittlung_gesundheitlicher_belastungen_am_arbeitsplatz.pdf

da wie in Abbildung 3 zu sehen ist, besonders Erkrankungen des Muskel-Skelett-Systems oft dazu führen, dass Mitarbeiter arbeitsunfähig werden/sind. Abschließend lässt sich sagen, dass dies allgemeingültige Ziele sind, die es zu erreichen gilt.

Da ich allerdings auch gerne die Mitarbeiter einbeziehen möchte, würde ich auch hier eventuell nochmal zu Fragebögen, die die Wünsche und Bedürfnisse der Mitarbeiter erfragen.

Eine andere Möglichkeit, die ich grundsätzlich auch nutzen würde, wäre eine Metaplan®-Diskussion. Bei solch einer Diskussion bzw. Gesprächsrunde können die Mitarbeiter ihre Wünsche offen äußern und ich als Leitungskraft kann sofort mit ihnen interagieren. Des Weiteren kann man hier auch gemeinsam Ziele definieren. Ein ähnlicher Ansatz wäre die Einführung eines Gesundheitszirkels. *,,Gesundheitszirkel orientieren sich an der Prämisse, dass die Beschäftigten Expertinnen und Experten für ihre Arbeitssituation sind. Ihr Wissen über Belastungen, Ressourcen und gesundheitliche Beschwerden bildet eine wesentliche Grundlage für die Gesundheitszirkelarbeit."*[20] Grundsätzlich ist es meiner Meinung nach logisch, gerade bei Workshop/Seminaren etc., die Wünsche der Mitarbeiter zu berücksichtigen und ihnen dort auch auf einer gewissen Weise entgegenzukommen.

Nach erfolgreicher Ist- und Sollstandanalyse und klarer Definition der Ziele, können Interventionsmöglichkeiten in Betracht gezogen werden. Auch hier mache ich mir eine klare Projektskizze, wie ich vom Ist-Stand zum Soll-Stand komme. Des Weiteren ist es mir auf diese Art und Weise möglich, ständig den Erfolgsstatus zu kontrollieren. Hier kommt mir der PDCA-Zyklus zugute (s. Abbildung 8). Plane ich beispielsweise bei sehr gestressten Mitarbeitern öfters Entspannungskurse und selbst nach 4-6 Wochen stellt sich keine Besserung der Symptomatik ein, kann ich direkt mit anderen Interventionsmaßnahmen

entgegenwirken und so minimale finanzielle Verluste garantieren. Explizit heißt das, dass die Wirtschaftlichkeit auch auf diese Art und Weise ständig kontrolliert wird.

---

[20] Simmel, M., Graßl, W. (2019) Betriebliches Gesundheitsmanagement mit System. Ein Praxisleitfaden für mittelständische Unternehmen. S. 117 ff.

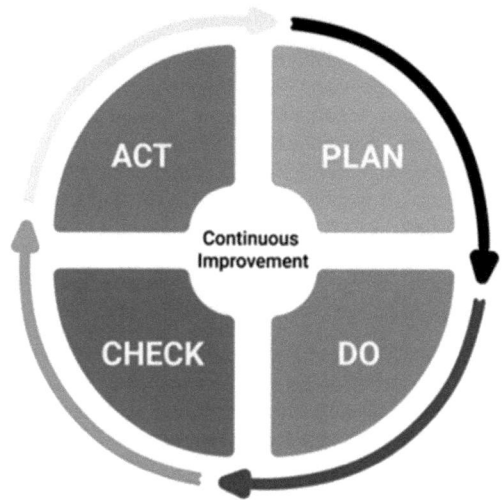

Abbildung 8: PCDA-Zyklus (Quelle: www.kanbanize.com/de/lean-management-de/verbesserung/was-ist-pdca-zyklus)

Habe ich nun den Ist- und Sollstand und Ziele definiert, kann ich intervenieren.

## 5.2. Intervention

Hinsichtlich der Intervention stehen mir sehr viele Möglichkeiten zur Verfügung. Ich versuche allerdings möglichst wirtschaftlich zu arbeiten und versuche zu delegieren, d.h. sowohl Experten hinzuziehen als auch Mitarbeiter miteinzubeziehen.

Um ein geeignetes Interventionsprogramm zu wählen, ist es nötig zu wissen, in welchen Bereichen es in der Pflege und speziell in der ambulanten Pflege momentan Engpässe und Schwierigkeiten gibt. Erfahrungsgemäß beginnt es bei arbeitsspezifischen Problemen, wie beispielsweise Personalmangel, Zeitdruck/ Probleme bei Tourenplänen, keine Pausen, erschwerte Bedingungen in Patientenwohnungen und endet bei wenig Teamzusammenhalt. Auf persönlich, individueller Ebene liegt der Fokus meist generell auf den Themen Beschwerden des Muskel-Skelett-Systems, psychische Belastung, fehlende kommunikative Kompetenzen gerade im Hinblick auf Angehörigengespräche oder auch Sucht (Nikotinabusus).

Zunächst werde ich diese Bereiche mit geeigneten Interventionsmaßnahmen verbessern.

Grundsätzlich ist es hier ratsam bei den einzelnen Aspekten auch Verhaltens- und Verhältnisebene zu arbeiten und Angebote in beiden Bereichen anzubieten.

## 5.2.1. Verhältnisspezifisch

Beginnend mit dem Personalmangel lässt sich sagen, dass Arbeitgeber meines Erachtens immer noch zu wenig finanzielle Ressourcen in ausreichend Mitarbeiter zu investieren. Die Mitarbeiter sind überfordert, leiden dementsprechend unter Zeitdruck, was wiederum zu Stress führt. In erster Linie macht es dementsprechend Sinn, genügend Mitarbeiter einzustellen, um andere Mitarbeiter zu entlasten. Zunächst ist es vielleicht wirtschaftlicher weniger Mitarbeiter einzustellen, im Nachhinein ist es aber so, dass überarbeitete Mitarbeiter weniger Leistung zeigen, Qualität sinkt und Ausgaben steigen letztendlich, wenn diese Mitarbeiter aufgrund von psychischen und physischen Belastungen nicht arbeitsfähig sind.

Der nächste Punkt sind Zeitdruck, Probleme bei Tourenplänen und auch der Aspekt, dass Pflegekräfte in der ambulanten Pflege keine Pausen während ihrer Dienste haben. Zunächst ist hier auf Verhältnisebene anzusetzen. Man würde zunächst an der Planung arbeiten und ausreichend Zeitpuffer einbauen. Ratsam ist hier auch als Leitungskraft an die Front zu rücken und selbst Touren zu fahren, um letztendlich zu wissen, an welchen Stellen oder bei welchen Patienten es eventuell Engpässe gibt. Eine andere Möglichkeit wäre, wie bei einem Gesundheitszirkel beispielsweise üblich, im direkten Kontakt mit den Mitarbeitern diese Engpässe herauszuarbeiten. Bevor man allerdings bei der Planung der Tourenpläne ansetzt, wäre es außerdem ratsam bei den Dienstplänen anzusetzen. Um eine Richtlinie bezüglich Arbeitszeiten, Urlaub etc. zu haben, lohnt es sich, sich mit dem Arbeitsschutzgesetz vertraut zu machen, da hier solche Aspekte genau definiert sind. Grundsätzlich kann man hier auch die Meinung eines Arbeitsmediziners hinzuziehen. Auf Verhaltensebene bietet sich vor allem das Stressmanagement an, auf das im weiteren Verlauf noch intensiver eingegangen wird.

Ein weiteres Problem in der ambulanten Pflege sind die erschwerten Bedingungen in den Wohnungen der Patienten. Oft sind diese nicht ergonomisch und rückenschonend ausgestattet. Betten lassen sich oft nicht in der Höhe verstellen, Wohnungsdecken sind eventuell zu tief, Bäder nicht barrierefrei ausgestattet etc. Auf Verhältnisebene ist hier sehr schwierig etwas zu ändern. Die einzige Möglichkeit besteht in dem Angebot eines Beratungsgesprächs, dass normalerweise auch von der Leitungskraft durchgeführt wird, bei dem Fördermöglichkeiten und Hilfsmittel für Pflegebedürftige angeboten werden. Auf Verhaltensebene ist es in solchen Fällen angebracht, spezielle Workshops und Seminare zum Thema Rückenschule/ Wirbelsäulengymnastik anzubieten.

Ein anderer Engpass, der erfahrungsgemäß oft in ambulanten Pflegediensten zu beobachten ist, ist der geringe Teamzusammenhalt. Dies mag unter anderem an dem geringen Kontakt liegen, die Mitarbeiter während ihrer Dienstzeit haben. Die Mitarbeiter sind grundsätzlich allein unterwegs und kommen lediglich nach Dienstschluss im Büro in Kontakt, obwohl auch das nicht immer der Fall ist. Allerdings ist es gerade in der Pflege sehr wichtig, ein gutes Miteinander zu fördern, da es gerade bei Krankmeldung oft schwierig ist, einen Ersatz zu finden. Häufig ist der einzige Grund warum Mitarbeiter nicht einspringen der Jähzorn, da sie eine bestimmte Person nicht leiden können. Um dem entgegenzuwirken bietet es sich an, Unternehmungen außerhalb der Arbeitszeit anzubieten, die die Kollegialität fördern. Diese Unternehmungen können wunderbar im Bereich Bewegung stattfinden. Man könnte beispielsweise Nordic-Walking Gruppen bilden oder einen Mannschaftssport veranstalten. Auf Verhältnisebene ist auch ein durchdachtes Konfliktmanagement von Vorteil, um eventuell auftretende Konflikte direkt aus dem Weg zu schaffen.[21]

## 5.2.2. Verhaltensspezifisch

Hinsichtlich persönlich, individueller Faktoren spielen häufig Erkrankungen und Beschwerden den Muskel-Skelett-Systems eine entscheidende Rolle. Wie schon zuvor erwähnt, machen hier in erster Linie auf Verhältnisebene die Workshops und Seminare im Bereich Rückenschule und Wirbelsäulengymnastik Sinn. Ich würde außerdem darauf achten, dass solche Angebote verpflichtend sind, da sie meines Erachtens für das Arbeiten in der Pflege essenziell sind und alle Mitarbeiter betreffen. Des Weiteren würde ich solche Art Workshops regelmäßig wiederholen. Oft ist es in Workshops so, dass Mitarbeiter mit Informationen versorgt werden, sich diese aber unmöglich alle verinnerlichen können. Außerdem gibt es auch oft Neuerungen. Letztendlich würde ich beschließen Workshops dieser Art mindestens einmal jährlich oder sogar halbjährig verpflichtend anzubieten. Eine andere Option, um Mitarbeiter fit zu halten, wäre die Kooperation mit Fitnessstudios. Hierbei könnten die Mitarbeiter zu einem geringeren Preis als üblich in den Studios trainieren und so eigenständig etwas für ihre Gesundheit tun. Auf Verhältnisebene ist es wie vorher schon beschrieben recht schwierig etwas zu verändern, da man nicht für die Wohnung der Patienten zuständig ist und sich der Großteil der Arbeit in den Wohnungen der Patienten abspielt. Worauf man eventuell noch achten könnte, wäre auf eine ergonomische Einstellung des Autositzes, wobei man auch hier realistisch bleiben muss und den Autowechsel zwischen den Mitarbeiter berücksichtigen sollte.

Generell ist es meiner Meinung nach auch ratsam, etwas aus dem Bereich Herz-Kreislauf mit in die Interventionsmaßnahmen aufzunehmen. Auf Verhältnisebene kann man beispielsweise an eine allgemeine Grippeschutzimpf-Pflicht denken. Gerade aufgrund der derzeitigen Pandemie ist zumindest eine Grippeschutzimpfung ratsam. Natürlich sollte man eine Corona-Schutzimpfung insofern diese in Zukunft verfügbar sein wird auch in Betracht ziehen. Auf Verhaltensebene ist es ratsam in Absprache mit einem Arbeitsmediziner Gesundheitscheckups durchzuführen. Interessant wären solche Maßnahmen beispielsweise in Verbindung mit der Durchführung eines Gesundheitstages. Ein klarer Vorteil wäre hier, dass dieser beispielsweise an

---

[21] Simmel, M., Graßl, W. (2019) Betriebliches Gesundheitsmanagement mit System. Ein Praxisleitfaden für mittelständische Unternehmen. S. 117 ff.

einem Samstag stattfinden kann, verpflichtend für alle Mitarbeiter ist, und die Mitarbeiter meiner Meinung nach motivierter sein werden, als wenn sie nach Feierabend für ein bis zwei Stunden an einer Maßnahme teilnehmen müssen.

Der nächste Punkt psychische Gesundheit bzw. psychische Belastung der Mitarbeiter ist oft auf einen gestressten Lebensstil zurückzuführen. Auf Verhältnisebene gibt es eine Reihe an Handlungsmöglichkeiten, die in Betracht gezogen werden können, darunter Handlungsleitfäden in Form von Dienst-/Betriebsvereinbarungen z. B. hinsichtlich Mobbing und Konflikten, gesunde Führung, offene Kommunikationspolitik, Förderung von Teamzusammenhalt, durchdachtes Konfliktmanagement. Gerade das Thema Mobbing ist ein sehr schwieriges Thema und wird oft viel zu spät erkannt. Bevor ich dementsprechend Mobbingberatung anbiete und dafür einen Experten hinzuziehen muss, setze ich zunächst an einer offenen Kommunikationspolitik an und fördere den Teamzusammenhalt, um das Risiko für Mobbing etc. möglichst gering zu halten. Auch hier gilt Vorsicht vor Nachsicht, gerade im Hinblick auf die Wirtschaftlichkeit. Der Vorteil an solchen Interventionsmaßnahmen ist, dass diese auch von einem geschulten Mitarbeiter durchgeführt werden können und ich diesen Aufgabenbereich delegiere. Man könnte einen innerbetrieblichen „Mediatoren" ernennen, der besonderes Augenmerk auf solche Bereiche legt. Auf Verhaltensebene können Mitarbeiter an ihrer Resilienz und ihren Ressourcen arbeiten, die ihnen dabei helfen mit Stress umzugehen. Man könnte beispielsweise auch innerhalb eines Gesundheitstages ein Stressmanagementtraining nach §20 SGB V planen bzw. anbieten. Auch Entspannungskurse wie beispielsweise die Progressive Muskelrelaxation nach Jacobson oder das Autogene Training nach Schultz sind gute Möglichkeiten, Stress zu verringern. Solche Kurse werden grundsätzlich von den Krankenkassen gefördert, was hinsichtlich der Wirtschaftlichkeit optimal ist.

Neben dem Stressmanagement sind auch auf Süchte wie Nikotinabusus ein sehr großes Thema. Auf Verhältnisebene würde ich auf Dienst- bzw. Betriebsvereinbarung setzen, dass zumindest in den Dienstwagen ein striktes Rauchverbot herrscht und bei Nichteinhalten sofort abgemahnt wird. Des Weiteren würde ich auf Netzwerkkooperationen mit Institutionen wie der Caritas Suchtberatung setzen. Oft geben solche Institutionen kostenfrei Seminare zum Thema Nichtrauchen und Alkohol- und Drogenmissbrauch. Genau in diesem Bereich würde ich auch auf der Verhaltensebene ansetzen und Mitarbeiter zu Nichtrauer-Seminaren schicken, *insofern dies gewünscht ist.* Grundsätzlich sollen solche Angebote auf freiwilliger Basis angeboten werden, wobei es bei manchen Interventionsmaßnahmen von Nöten ist, diese verpflichtend anzubieten.

Ein weiteres meiner Meinung nach wichtiges Thema in der ambulanten Pflege ist die Ernährung. Oft haben Mitarbeiter keine Pausen und sind den ganzen Dienst mit dem Auto unterwegs und haben so dementsprechend wenig Zeit zu essen. Natürlich werde ich als Leitungskraft zunächst auf die Einführung von Pausen während der Dienstzeit setzen, ziehe dennoch den Aspekt Ernährung in Betracht, da die Mitarbeiter wahrscheinlich eher zu Süßigkeiten greifen als sich hinzusetzen und vernünftig zu essen. Auf Verhältnisebene kann ich als Leitung wie schon zuvor erwähnt auf die Einführung und Einhaltung von Pausen achten und natürlich auf eine gesunde Pausengestaltung wert legen. Praktisch könnte man Mitarbeitern Vorschläge mit auf den Weg geben, wie sie ihre Pause gesünder gestalten können. Insofern sich die Mitarbeiter in der Nähe des Büros befinden, sollten da natürlich ausreichend Sitzplätze geschaffen werden. Des Weiteren sollte auf jeden Fall kostenloses Trinkwasser und eventuell auch Obstkörbe bereitgestellt werden. Hinsichtlich der Wirtschaftlichkeit gehe ich persönlich davon aus, dass hier keine großen Kosten auf den Arbeitgeber zukommen. Auf Verhaltensebene könnte man spezielle Workshops im Bereich Ernährung anbieten. Ein besonderes Thema könnte hier sein, wie man sich trotz Mobilsein gesund ernähren kann. Was kann man neben Schokoriegel und co. noch während der Arbeitszeit essen? Auch wenn im Bereich der Herz-Kreislauf-Interventionen bereits der Check-Up durchgeführt worden ist, sollte auch hier nochmal besonderes Augenmerk auf den Bereich gelegt werden. Gerade Werte wie Cholesterin, Körperfett etc. sollten beobachtet werden und geben Aufschluss über den individuellen Gesundheitszustand.[22]

Wie sieht nun die konkrete Umsetzung aus? Grundsätzlich würde ich auf die Durchführung von Gesundheitstagen plädieren. Diese könnten beispielsweise zweimal pro Jahr stattfinden. Daneben würde ich in allen anderen Bereichen mit Workshops und Seminaren starten, die grundsätzlich nicht viel länger als 90 Minuten dauern. In 90 Minuten können eine Reihe von Informationen übermittelt werden und liegen zeitlich noch in einem Rahmen, den Mitarbeiter grundsätzlich bereit sein werden, in ihre Gesundheit zu investieren. Nach der *Edukation* mithilfe von Workshops und Seminaren können Handlungsmethoden angeboten werden. Hier würde ich mich tatsächlich nach den Bedürfnissen und Wünschen der Mitarbeiter richten, da es meiner Meinung nach wenig Sinn macht und auch sicherlich kontraproduktiv hinsichtlich der Wirtschaftlichkeit ist, Experten hinzuzuziehen und Interventionsmaßnahmen anzubieten, wenn diese nicht genutzt werden.

Angesichts der Zuständigkeit würde ich als Leitungskraft die Projektplanung übernehmen, nachdem ich das Konzept mit meinem Arbeitgeber abgesprochen habe. Möglich ist die Zusammenarbeit mit Institutionen wie der Caritas und auch den Krankenkassen.

## 5.3. Evaluation

Um den Erfolg der Interventionsmaßnahmen zu kontrollieren ist eine Evaluation und eine ständige Kontrolle zwischen Ist- und Sollstand erforderlich. Wie schon zuvor erwähnt, würde ich zu evaluationszwecken unter anderem auf den PDCA-Zyklus (s. Abb. 8) zurückgreifen. Nach Ist-

---

[22] Simmel, M., Graßl, W. (2019) Betriebliches Gesundheitsmanagement mit System. Ein Praxisleitfaden für mittelständische Unternehmen. S. 117 ff.

Standanalyse und Definition der Ziele kann ich Interventionsmaßnahmen Planen (Plan). Nach erfolgreicher Planung werden diese von den Mitarbeitern in Anspruch genommen (Do). Jetzt hängt es vom Bereich ab, ob ich die Kontrolle (Check) nach 6-8 Wochen wie beispielsweise bei den Entspannungsübungen oder erst wieder nach einem halben oder einem ganzen Jahr durchführe wie bei Sporttests üblich. Da man auch ein Auge auf Kosten haben sollte, muss man einen Mittelweg zwischen Dauer der Maßnahmen und ständiger Kontrollen wählen. Gerade Check-Ups beim Arbeitsmediziner sind grundsätzlich nicht alle 3 Monate möglich, wobei die Fortschrittkontrolle mit Fragebögen wie beispielsweise dem FEG wesentlich kostengünstiger ist, auch wenn meine Arbeitszeit als Leitungskraft mit in Betracht gezogen wird. Pauschal würde ich also je nach Maßnahme einen Kontrollzeitraum zwischen 3 Monaten bis 1 Jahr wählen. Danach kann ich reagieren (Act) und entscheiden, ob die Maßnahme erfolgreich war oder ob man eventuell noch andere Maßnahmen planen sollte, die dann dementsprechend erfolgreicher sein könnten. Grundsätzlich sind Fortschritte auch hier sehr individuell. Im Gesundheitsbereich gehe ich davon aus, dass sich Werte einer jüngeren MitarbeiterIN schneller wieder normalisieren als die einer älteren MitarbeiterIN. Auch der Bereich Stress hängt natürlich nicht nur von der Arbeit ab, sondern kann beispielsweise bei alleinerziehenden Müttern auch oft nur vom Privatleben ausgehend sein. Das heißt allerdings nicht, dass die vorgestellten Interventionsmaßnahmen in solchen Fällen nicht helfen. Ich habe bewusst auf fachübergreifende Maßnahmen geachtet, da sich das Leben nicht nur auf der Arbeit abspielt.

Eine andere sehr effektive Option könnte eine wiederholte Durchführung des Gesundheitszirkels sein. Es ist sicherlich auch sehr informativ die Meinungen der Mitarbeiter zu hören, um dann nochmals auf ihre Wünsche eingehen zu können. Letztendlich sind sie es, die an den Maßnahmen teilnehmen und können sicherlich am besten beschreiben, ob diese produktiv sind und ihren Gesundheitsstand verbessern oder ob man eventuell ein paar Änderungen vornehmen sollte.

Abschließend lässt sich sagen, dass sich mit Hilfe des PDCA-Zyklus die Fortschritte kontinuierlich kontrollieren und auch verbessern lassen, aber auch die Mitarbeiterbefragung im Rahmen des Gesundheitszirkels eine Option ist, die Maßnahmen zu evaluieren.

## 5.4. Qualitätsmanagement

Neben der Evaluation ist das Qualitätsmanagement in der BGF ein sehr wichtiger Faktor vor allem hinsichtlich des Erfolgs. Im BGF gibt es einige Rahmenbedingungen, um Qualität zu messen, welche in strategische und operative Qualitätsmerkmale unterteilt werden.

Im Rahmen der strategischen Qualität ist zunächst die Partizipation unabdingbar. Alle Parteien müssen an den Maßnahmen teilnehmen, da sie sonst nicht effektiv sind. Auch die Integration in das Unternehmen bzw. den

Betrieb muss ständig stattfinden und sollte im Vordergrund stehen. Konkret heißt das, dass die BGF als Qualitätsmerkmal an sich angesehen werden sollte, da es beispielsweise, während der Touren in der ambulanten Pflege weniger Zeitdruck gibt. Des Weiteren ist die Systematik des kompletten Prozesses sehr wichtig. Die komplette BGF sollte grundsätzlich logisch und zielorientiert aufgebaut sein. Als letzten Punkt der strategischen Qualität ist die Ganzheitlichkeit zu nennen. Die Maßnahmen müssen dementsprechend auf Verhaltens- und Verhältnisebene durchgeführt werden.

In Anbetracht der operativen Qualitätsmerkmale stechen vor allem das allgemeine Grundverständnis von Gesundheit innerhalb des Unternehmens und die klare Analyse und Definition von Ist-Stand und Zielen heraus. Auch Effektivität und Effizienz werden berücksichtigt.[23]

Bezogen auf mein Konzept können alle Qualitätsmerkmale sichergestellt bzw. gewährleistet werden.

## 5.5. Kostenförderung

Wie schon zuvor erwähnt können sowohl Arbeitnehmer als auch Privatpersonen von einer Kostenförderung in Bezug auf Gesundheitsförderung profitieren.

Grundsätzlich können Arbeitnehmer, darunter auch Gesellschafter mit einer steuerlichen Begünstigung in diesem Bereich rechnen.

,,Seit dem 01. Januar 2008 wird die Förderung der Mitarbeitergesundheit steuerlich unterstützt. Ein Unternehmen kann dabei nach §3 Nr. 34 Einkommensteuergesetz (EStG) dabei pro Mitarbeiter und pro Jahr bis zu 600 Euro lohnsteuer- und sozialversicherungsfrei für Maßnahmen der Gesundheitsförderung zuwenden. Bei dem Mitarbeiter kommt es dabei nicht zu einer Anrechnung eines geldwerten Vorteils und hat somit keinerlei steuerlichen Nachteile. Wichtig ist, dass von der steuerlichen Begünstigung nur Leistungen erfasst werden, die zusätzlich zum ohnehin geschuldeten Arbeitslohn erbracht werden."[24]

Zu beachten ist hierbei allerdings, dass Maßnahmen nur gefördert werden, wenn sie über einen bestimmten Qualitätsnachweis nach §20 und 20b SBG V verfügen. Bei Kursen, die beispielsweise direkt über die Portale der Krankenkassen angeboten werden, ist dies gegeben.

Eine weitere Möglichkeit der Förderung, die Mitarbeiter auf privater Ebene durchführen können, ist die Bezuschussung der Gesundheitskurse der Krankenkassen. Grundsätzlich gilt hier, dass diese zwei Mal jährlich bezuschusst werden. Auch solche Angebote können den Mitarbeitern ans Herz gelegt werden, auch wenn sie nicht direkt vom Betrieb ausgehen.

---

[23] www.senseble.de/bgm/bgf/#21_Ansatzpunkt_1_Individuelles_Gesundheitsverhalten
[24] www.senseble.de/bgm/bgf/#21_Ansatzpunkt_1_Individuelles_Gesundheitsverhalten

# 6. Fazit

Grundsätzlich hat das BGM in den letzten Jahren an Wichtigkeit gewonnen und auch dessen Beachtung hat vor allem in größeren Betrieben und Unternehmen zugenommen. Lediglich kleine Unternehmen haben derweil bei der Umsetzung des BGM eventuell aufgrund des Kostenfaktors und der hohen Organisationsdichte noch Probleme, obwohl das BGM und spezifisch die BGF viele Vorteile mit sich bringt. Letztendlich wird der Mitarbeiter als ganzheitliches Individuum wahrgenommen, was heißt, dass sich eventuell gesundheitsschädliches Verhalten nicht nur auf der Arbeit abspielt, sondern zum Großteil auch im Privatleben. Allerdings ist nicht nur das Verhalten zu beachten, sondern auch Umweltfaktoren wie beispielsweise der Sozialökonomische Status. Auf Grundlage dessen werden in immer mehr Unternehmen gesundheitsfördernde Maßnahmen angeboten, nicht zuletzt um Fehlzeiten zu reduzieren und die Arbeitsfähigkeit der Mitarbeiter möglichst lang zu erhalten. Dies ist nicht nur im Interesse der Arbeitgeber, sondern auch im Interesse der Kostenträger wie Kranken- und Rentenkasse oder der Sozialkasse.

Grundsätzlich ist es, wie Abbildung 7 zeigt, lohnenswert, an einem durchdachten, zielorientierten betrieblichen Gesundheitsmanagement bzw. einer betrieblichen Gesundheitsförderung mit all ihren Interventionsmaßnahmen zu arbeiten, da sich gerade im prospektiv- und primärpräventiven Bereich Kosten einsparen lassen und eine hohe Generalisierbarkeit gegeben ist. Ich habe mich in meinem Konzept daher spezifisch auf diesen Bereich konzentriert. Mein Leitgedanke *Vorsicht vor Nachsicht* zieht sich durch das komplette Konzept, angefangen bei einer ausführlichen Ist-Standanalyse mit aktuellen Messinstrumenten wie beispielsweise dem FEG und endet bei einer kontinuierlichen Kontrolle bzw. Evaluation der Maßnahmen. Ein weiterer Schwerpunkt lässt sich bei der Einbeziehung der Mitarbeiter feststellen. Wie bereits zuvor erwähnt, ist der Mitarbeiter Experte in seinem Gebiet und kann sowohl die Probleme konkret einschätzen als auch die Maßnahmen hinsichtlich ihrer Effektivität bewerten. Als Leitungskraft steht es in meiner Verantwortung einen Weg zwischen Wirtschaftlichkeit und Aufwand der Maßnahmen festzustellen. Außerdem sollte ich zwischen den Mitarbeitern und dem Arbeitgeber vermitteln. Ich versuche mit meinem Konzept also grundsätzlich auf die Wünsche der Mitarbeiter einzugehen und diese mit dem Arbeitgeber zu kommunizieren, allerdings beziehe ich auch ständig den Aspekt der Wirtschaftlichkeit bzw. der Effizienz mit ein, der meines Erachtens gerade in kleineren Unternehmen, wie sie oft in der ambulanten Pflege neben dem öffentlichen Dienst zu finden sind, ein großes Thema ist. Aufgrund dessen beziehe ich mich explizit nochmal auf den Punkt Kostenförderung und lege dar, dass der Staat sich an der betrieblichen Gesundheitsförderung im Rahmen einer steuerlichen Begünstigung beteiligt. Neben dem Kostenaspekt lege ich auch sehr viel Wert auf das Qualitätsmanagement, dass auch in der betrieblichen Gesundheitsförderung klar definiert ist. Qualität ist grundsätzlich ein Erfolgsfaktor und sollte immer kontrolliert werden.

Abschließend lässt sich sagen, dass mein Konzept unter Berücksichtigung aller aktueller Rahmenbedingungen aufgebaut ist und auch im qualitativen Bereich keine Defizite aufweist.

# Literaturverzeichnis

Badura u.a. (2010): Betriebliche Gesundheitspolitik. Der Weg zur gesunden Organisation. 2. Auflage. Springer, Berlin/Heidelberg. https://doi.org/10.1007/978-3-642-04337-6

Bundesministerium für Arbeit und Soziales (2020)

Büro für Arbeitsschutz. URL: https://buero-fuer-arbeitsschutz.de/wp-content/uploads/2014/11/GERAY_fragebogen_ermittlung_gesundheitlicher_b elastungen_am_arbeitsplatz.pdf.(Abrufdatum 05.10.2020)

Dudenredaktion (o. J.): „Work-Life-Balance" auf Duden online. URL: https://www.duden.de/node/207320/revision/207356 (Abrufdatum: 04.10.2020)

Praxisleitfäden für betriebliches Gesundheitsmanagement. URL: www.gesundheitsmanagement24.de/praxisleitfaeden-checklisten/praxisleitfaden-betriebliches-gesundheitsmanagement/#Abschnitt-4 .(Abrufdatum 05.10.2020)

Jacob, C (2004). Gesundheitsförderung im pflegerisch-klinischen Kontext. Bern

Kern A.O. (2018) Betriebliches Gesundheitsmanagement ist Führungsaufgabe und Erfolgsfaktor. In: Buchenau P. (eds) Chefsache Gesundheit I. Springer Gabler, Wiesbaden. https://doi.org/10.1007/978-3-658-16580-2_9

Knöll K., Lugbauer P. (2020) Arbeitsschutz, Arbeitsmedizin und Gefährdungsbeurteilung – Zukunftsorientierte Ausrichtung im Unternehmen. In: Simmel M., Graßl W. (eds) Betriebliches Gesundheitsmanagement mit System. Springer, Wiesbaden. https://doi.org/10.1007/978-3-658-26956-2_6

Petzi M., Kattwinkel S. (2016) Betriebliches Gesundheitsmanagement und Betriebliche Gesundheitsförderung. In: Das Gesunde Unternehmen zwischen Utopie und Dystopie. essentials. Springer Gabler, Wiesbaden. https://doi.org/10.1007/978-3-658-15146-1_3

Senseble. URL: https://www.senseble.de/bgm/bgf/#21_Ansatzpunkt_1_Individuelles_Gesund heitsverhalten (Abrufdatum 04.10.2020)

Smolinski, M. u.a. (2016): Lehrbrief Gesundheits- und Sozialpolitische Grundlagen. 4 Auflage. Höher Management

Statistita. URL:www.statista.de (Abrufdatum 04.10.2020)

Wellabe, URL:www.wellabe.de/magazine/salutogenese (Abrufdatum 03.10.2020)